BATALLANDO CON LA ANSIEDAD

Descubriendo lo mejor que hay en mí

Batallando con la ansiedad
Descubriendo lo mejor que hay en mí

© de esta edición:
Servicios de autoedición Mirahadas, 2025
Editorial Mirahadas, 2025
Avda. San Francisco Javier, 9, P 6ª, 24
Edificio SEVILLA 2,
41018 - Sevilla
Tlfns: 912.665.684
info@mirahadas.com
www.mirahadas.com

Impreso en España
Primera edición: marzo, 2025

ISBN: 978-84-10222-52-6
Depósito legal: SE 2309-2024

BATALLANDO CON LA ANSIEDAD

Descubriendo lo mejor que hay en mí

Mara Díaz Gutiérrez

mirahadas

Dedicado a todas aquellas personas que han estado o aún están en esta difícil etapa y no saben cómo afrontarlo

Para ti, con mucho amor

Índice

Prólogo

Esta es la historia de una mujer que pasó por diferentes momentos de su vida, los cuales le tocó afrontarlos sola, pasó por diferentes crisis, episodios y etapas, donde no se hallaba, donde no sabía quién era ni qué le estaba preparando Dios con todo lo que ella sentía.

Por mucho tiempo le fue difícil descubrirse a sí misma después de haber perdido todo lo que creía haber construido, pero al mismo tiempo el proceso le sirvió para conectarse con Dios y con ella misma para entender que todo lo que Dios había permitido en su vida era para hacerla más fuerte y valiente. La estaba preparando para lo que Él ya había dispuesto para ella.

Pero esta mujer sabía de lo que era capaz de lograr si se lo proponía, aunque a veces sus días eran grises, sin color, y no tenía muchas ganas de luchar por salir de ese cuadro de ansiedad donde se encontraba, o donde el enemigo quería hacerle creer que estaba; pero Dios siempre buscaba las maneras para sacarla de ahí, siempre se mantenía con una sonrisa en su rostro sin mostrarle a nadie lo duro que estaba siendo para ella enfrentar ese proceso, y solo ocurría al salir de casa; al llegar a su hogar las cosas cambiaban para ella, se encerraba en su cueva habitación- —y no había nadie que de ese lugar la sacara.

La ansiedad te muestra que tienes miedo de dejar el pasado atrás, o quizás es la incertidumbre, la falta de control o incluso el terror de tener un futuro sola, sin esas personas que creías iban a estar para siempre a tu lado.

El pasado no es una cárcel, el pasado se encarga de enseñarnos, es como esa lección para no volver a cometer los mismos errores en el presente o en el futuro, rendirte no es una opción, y a veces nos preocupamos por lo que fue y lo que va a ser.

Hay una película que me hace recordar esta frase: **«El ayer ya es historia, el mañana es un misterio, pero el hoy es un obsequio; el obsequio que Dios te da para seguir avanzando en lo que realmente quieres ser».**

A veces entre mujeres solemos hacernos daño, queriendo algo que no nos pertenece, es como ver una moneda en una mesa y tomarla sin antes preguntar de quién es o a quién le pertenece; pues así mismo suele pasar cuando pretendemos que el amor de otra persona sea correspondido cuando ni siquiera has luchado por ganarte el corazón de esa persona y supuestamente crees que te quiere cuando ganaste todo a las malas.

Dejé a un lado ese amor propio que mucho tiempo atrás me había costado construir, colocando como prioridad el amor de la otra persona hacia mí, no porque esa persona me hiciera sentir pequeña ante sus grandezas de hombre, no, simplemente fui yo quien dejó de creer en lo valiosa que era y me descuidé.

PD: Lo siguiente que escribo en este prólogo no es algo que me haya sucedido a mí, porque gracias a Dios la pareja que tuve a mi lado nunca quiso ser superior a mí, por el contrario, entre los dos siempre resaltamos las virtudes que cada uno tenía. Pero si lo escribo es porque conozco muchas relaciones en las que el hombre hace sentir inferior a su pareja...

Hay muchos hombres que solamente por tener un buen trabajo y una estabilidad económica quieren pisotearte y hacerte vulnerable e insignificante ante lo que ellos piensan que es mejor para ellos, y creen sentirse con la autoridad sobre ti y sobre lo que tú piensas.

Un hombre no puede llegar a tu vida como si nada y más cuando ya te ha dejado por otra persona que dice ser **«mejor que tú»**. Mujer, recuerda que tú eres lo primero, lo segundo y lo tercero en tu vida, que puedes amar a alguien, sí, pero no ponerte por debajo de lo que él quiere hacerte creer que eres, no dejes que él te quite ese valor que Dios te dio, eres escogida, amada, creada, valiosa, eres la perla más preciosa de Dios, ámate bonito y colócate siempre como prioridad.

Recuerda que el sol siempre vuelve a salir, el brillo que tienes es único; no debes por qué compararte, el tiempo será el encargado de curar todo, siempre podrás volver a empezar y lo más importante: eres un ser único y valioso y no habrá nada ni nadie que te pueda quitar eso, solo tú eres quién decides, si avanzar o quedarte viviendo en lo que pudo ser y no fue.

Introducción

El ser humano suele pasar por momentos difíciles, los cuales muy pocas veces logramos entender, se siente la preocupación, el miedo intenso, excesivo y continuo por situaciones cotidianas, pero por no saber cómo actuar se empieza a sentir un síntoma llamado ansiedad y este se deriva de otros indicios tanto mentales, como emocionales y físicos.

La ansiedad es un trastorno y suele llamarse trastorno de ansiedad generalizada, y ocurre cuando las personas se preocupan por problemas comunes como la salud, el dinero, un trabajo o por la familia; lo cual genera en la persona inquietud, miedo, insomnio e incluso necesidad de comer sin tener hambre.

Según estudios realizados, existen alrededor de **264 millones** de personas que están expuestas a sentir ansiedad, y es en ese momento en el que se sienten vulnerables ante ciertas situaciones que se presentan en su vivir diario.

Esto muchas veces se debe a sucesos ocurridos en nuestro pasado, que aún no han sido superados, muchas veces por personas o en su defecto por querer ser la solución a los problemas de los sujetos que dejamos entrar en nuestra vida.

Son esas mismas situaciones las que hacen que el ser humano tenga un estado de ánimo muy cambiante, es lo que comúnmente llamamos «**Bipolaridad**», que no es más que un trastorno que provoca altibajos emocionales y eso se le puede llamar algo normal, pero lo cierto es que no es así, es ahí cuando se descubre que en la persona está ocurriendo un episodio llamado *ANSIEDAD.*

Lo que he vivido por mucho tiempo han sido batallas, luchas constantes, las cuales me han llevado a explicártelo a través de mi experiencia.

PRIMERA PARTE

Aquí inicia la historia de Ian & Bianca, una pareja que creía que podía con todo y al final terminó ganando la astucia de Olivia (la famosa chica X).

El inicio de una pesadilla

Bianca

Cuando en mi vida estaba pasando por momentos difíciles llegué a perder prácticamente todo lo que creí haber construido, como dicen por ahí —lo que construyes con las manos, con los pies lo deshaces—. Tenía una relación estable, un trabajo y, como todo ser humano, proyectos de vida, iba a la iglesia, servía en los ministerios; hasta que llegó un día donde todo empezó a dar un giro en mi vida, decidí hacer tantas cosas que no estaban en los planes de Dios para conmigo y al final todo salió mal, perdí mi trabajo, perdí mi relación y me quedé sin nada, lo único que en esos momentos me reconfortaba era saber que Dios seguía a mi lado —no dejé de buscar a Dios—, aunque por dentro estaba triste, desanimada, sentía mucha rabia, estaba enojada conmigo misma por decidir hacer las cosas como no era y por no haber sido más inteligente al momento de tomar las decisiones que eran correctas o, mejor aún, no supe cómo pedirle a Dios que me guiara en lo que quería hacer, y fue en ese momento cuando descubrí que cada episodio en mi vida era una crisis de ansiedad provocada por las decisiones y la incertidumbre de no saber qué iba a suceder más adelante.

Y te preguntarás *¿Cómo me sentía?*... Me sentía vacía, sola, como si me hiciera falta algo, y sí, así me sentía.

El haber perdido todo prácticamente me llevó a dejar de confiar, no solo en Dios, sino también en mí, me llevó a no querer salir de mi habitación por mucho tiempo, no quería salir a la calle, ir a la iglesia, pero, no por no buscar a Dios, sino por el temor de que las personas me miraran y murmuraran acerca de lo que había pasado, y eso me hacía sentir mucho más impotente. Y es que el ser humano suele ser así, critica y juzga, aun cuando no conoce ni sabe nada acerca de la otra persona, solo se limitan a sacar conclusiones de lo que ven, y no debería ser de esa manera, lo que vemos no nos dice quién es la persona, lo que nos dice cómo es, es el conocerla, saber cuál es su situación, su problema, lo que la agobia, eso es conocer. Pero siempre dejamos que lo superficial hable.

Quizás muchas veces por querer salir de la zona de confort o creernos capaz de hacer algo que va más allá de lo que nosotros imaginamos, perdemos el enfoque y ese enfoque es Dios, nos olvidamos de Él y de lo que Él quiere para nosotros, que hasta decidimos sacarlo por un momento de nuestros planes y hacerlo con nuestras propias fuerzas y solamente decir esa frase: «Dios me va a respaldar», y sí, él puede hacerlo, pero no lo hará de la manera en que nosotros queremos, sino a su manera; y obrará de una forma desinteresada porque lo que estás haciendo no está en los planes de Él, está en tus planes, en lo que tú deseas.

Porque mis pensamientos no son vuestros pensamientos, ni vuestros caminos mis caminos.

Isaías 55:8

Entrando un poco en contexto, había decidido irme a España con quien en ese momento era mi pareja, fue algo que nunca pasó y que al final terminé comprendiendo por qué no se dio.

Los tiques se compraron, el hotel quedó reserva-
do, y todo me tocó perderlo, un dinero que no sabía
cómo iba a regresar al dueño porque ya no tenía trabajo, mi expareja me había ayudado a conseguir una
parte del dinero, vendió su *laptop* para completar el
dinero que hacía falta para ayudarme a que ambos
nos fuéramos y poder empezar de cero, sin que nadie
nos molestara, ni se metiera en nuestra relación, ambos queríamos estudiar la carrera de nuestros sueños
y allá era mucho más económico estudiar; además,
queríamos ayudar a nuestros padres a nivel económico. Al principio estaba nerviosa, sentía miedo pues
no sabía si estando allá las cosas iban a funcionar.
Pero lo que no sabíamos era que existía una tercera persona muy cercana a él, quien sentía atracción
hacia él; y que siempre estuvo utilizando una magia
para atraparlo, y desde mi punto de vista nunca ha
debido de existir —la magia—.

Desde que tomé la decisión de no irme, él no quiso saber de mí, me pidió tiempo para superar esa cobardía por
parte mía —que en su momento para Ian era cobardía—.

Pero ahora entiendo por qué todo sucedió de esa
manera, la idea siempre fue irme yo y después de
un tiempo cuando yo me organizara, él viajaría y así
ganaba tiempo para terminar un contrato que tenía
firmado.

Después de esa decisión, con el trascurso de los días muchas personas se acercaron a mí a decirme qué bueno que no te fuiste, él quería mandarte lejos para quedarse con Olivia la chica X, (la tercera persona que usaba la magia en él) —así la vamos a llamar—, pero yo sabía que las cosas no eran como la estaban pintando, solamente querían que él y yo nos distanciáramos y cada uno mandara a la mismísima Conchinchina todo lo que habíamos construido por mucho tiempo. Al fin y al cabo, yo le di su espacio para que asimilara todo lo que había sucedido en esas semanas.

Y mientras yo tomaba la decisión si quedarme o marcharme, siendo consciente de que antes de tomar la iniciativa debía consultarle a Dios por medio de mis oraciones para que Él me ayudara a aclarar mis ideas, a saber, qué debía hacer, sin embargo, uno hace lo posible, pero Dios hace lo imposible; empecé en la búsqueda del dinero y se abrió la puerta, pero cuando esta se abre con el trascurrir de los días se levanta todo en contra mía y era tanta la presión que yo sentía entre todo lo que me decían, que simplemente dije me quedo, pero ese «**me quedo**» trajo demasiado caos en mi vida, y fue como *what? ¿Por qué?* Y en ese momento no entendía absolutamente nada.

Solía pensar y decir que mi vida era un completo caos, una completa mierda, no había poder humano que me sacara de ahí, me sentía atrapada en cuatro paredes, en un cuarto oscuro, el cual estaba lleno de letreros con palabras que no me ayudaban a salir de esa habitación, pero el problema era que en las paredes no había nada, todo siempre estaba en mi mente. Sabía que estaba haciendo las cosas mal, sabía que el trabajo que tenía me lo había enviado Dios después de tanto pedirle por uno, pero lo único que en esos momentos quería era darle un giro a mi vida y lo que hice fue arruinarlo todo, pretendiendo que prevaleciera el amor y las ganas de luchar por algo que prácticamente ya estaba destruido —el amor seguía para ambos—, pero siempre hubo un tercero disfrazándolo todo con un cariño estúpido.

Una semana después, mientras miraba el Instagram, encontré una foto de Ian con la chica X y estaban en el estadio; al ver eso, mis ojos se aguaron de tristeza, dolor y de rabia, porque el día de mi cumpleaños él me prometió que la próxima ida al estadio estaríamos los dos juntos (yo no conozco el estadio), —no soy amante al fútbol, pero si era con él todo cambiaba—; finalmente, al ver esa foto en la que estaba con ella me dio demasiado duro, lo único que hice fue levantarme de la silla y corrí a encerrarme en mi habitación y empecé a sacar conclusiones a la ligera, golpeaba la almohada, golpeaba la pared, pataleaba y solo decía:

¿Por qué?, ¿por qué me hace eso? En ese momento mi madre entró a la habitación y me dijo que lo que debía hacer era hablar con él y que me explicará las cosas, que nada ganaba sacando conclusiones a lo loco y que todo tenía una explicación.

Era tanto el amor que yo sentía por él que me armé de valor y decidí buscarlo para hablar, no podía soportar ese silencio de su parte —sentía que me moría— sin saber qué pasaba por su mente, pero también quería saber qué pasaría con nuestra relación y qué estaba pasando con la chica X.

Me presenté en su casa por sorpresa, su familia me veía como un bicho raro —ella qué hace aquí, pues había pasado bastante tiempo—, pero no me importó, y mientras hablábamos, discutimos, reímos, lloramos para que al final él tomara la decisión de dejarlo todo y que cuando nos volviéramos a reencontrar sería para siempre.

—¿Y qué crees tú que pasó?—.

Pues… todo lo contrario, mientras él se alejaba de mí, había alguien más que se acercaba a él (Olivia), y cuando quería buscarme no podía porque las fuerzas no lo dejaban (la magia), sin embargo, Bianca no perdía las esperanzas de algún día verlo en la puerta de su casa, o que a través de una llamada le dijera sal, estoy afuera.

—Y sabes, el amor es así, cuando se ama con el corazón no importa nada, simplemente querer estar con el amor de tu vida—.

Esa noche que me marché de su casa, sentí paz, porque había despejado todas mis dudas, hasta ese día pude conciliar el sueño, llevaba días sin dormir, noches que me parecían eternas, con murmullos en mi cabeza, logrando sacar conclusiones sin razón, pero era por el hecho de no saber qué pensaba él acerca de todo lo sucedido, y aun así me sentía vacía, me hacía falta algo y ese algo era él, extrañaba con quién hablar, con quién reír, a quién molestar, a quién abrazar, a quién darle un beso, pero lo que más me hacía falta eran sus besos en la frente, extrañaba un «buenos días, amor» y un «buenas noches, mi amor» —moría de amor—, pero entendí que yo también debía sanar, debía tomar un tiempo para recuperarme de ese golpe tan duro y a la vez difícil, necesitaba encontrarme yo nuevamente, descubrir quién era la mujer en la que ahora me iba a convertir, pero no contaba con que el ataque de ansiedad estaba acechando mi vida.

Como mujeres debemos aprender que cuando alguien decide alejarse de nuestra vida no es porque tú hayas hecho las cosas mal, o de que hayas fallado como mujer, como novia, esposa, amiga; simplemente dejaste de ser la prioridad para esa persona o de esa relación, quizás también podía ser dependencia emocional y Dios no quiere que nosotros dependamos de alguien, Dios quiere que dependamos total y absolutamente de Él.

Jehová es mi fortaleza y mi escudo: En él esperó mi corazón, y fui ayudado; por lo que se gozó mi corazón, y con mi canción le alabaré.

Salmos 28:7

Y te preguntarás *¿Quién es Olivia, la famosa chica X?* Es alguien con el que siempre me mantuve al margen de la situación, el día que la conocí fue en un evento y cuando me la presentaron no me cayó bien, no me agradaba su forma de ser y mucho menos de cómo trataba a mi pareja en aquel entonces —tenía cara de todo menos de santa—, y es que uno como mujer sabe cuándo algo va por mal camino y es rara vez que ese instinto o sexto sentido falle.

Mientras estuvimos en la etapa del noviazgo siempre le decía a él: «ojo con ella, no me gusta, no me termina de transmitir buena vibra, siento que esconde algo, como si estuviera interesada en ti»; a lo que él respondía: «no, yo la conozco desde hace tiempo y no es así», yo le dije «bueno, listo, no voy a seguir con el mismo disco rayado porque lo que menos quiero es que tú y yo peleemos por culpa de alguien tan insignificante».

Y así fue, dejé ese tema hasta ahí.

Con el trascurrir del tiempo habíamos hablado de irnos a vivir juntos, pero en aquel entonces él trabajaba —yo no—, a lo que yo respondí a su propuesta fue: «esperemos a que yo empiece a trabajar y ahí vemos cómo tomamos la decisión y lo hablamos con nuestros padres»; después de un mes me llamaron para trabajar en un Centro de Rehabilitación, empecé a trabajar y todo funcionó a la perfección hasta cierto punto, sin embargo, no volvimos a tocar el tema de irnos a vivir juntos.

Pasó el tiempo y las cosas empezaron a salirse un poco de control, las cosas habían cambiado, Ian se sentía como presionado —por él mismo—, porque sentía que a la relación le faltaba algo, y él decía que no estaba dando su 50 %; en ese momento sentí que el mundo se me venía encima, quería que la tierra se abriera y me tragara, no sabía qué decirle, lo que hice fue darle su tiempo para que pensara las cosas, sin embargo, nunca nos dejamos de ver, siempre me buscaba en casa para llevarme al trabajo, a la hora del almuerzo pasaba por mí, y cuando entraba a la segunda jornada hasta la hora de salida que me recogía, en esos momentos yo aprovechaba para hablarle y decirle que lo intentáramos una vez más, le hacía ticket con mensajes recargados de amor y citándolo a tomarnos un café —amábamos ese plan, ir por un nevado de café—, íbamos a la iglesia juntos —parecíamos un par de novios—, pero el problema era que él sentía miedo, miedo a fallar, miedo a no corresponderme de la forma en como lo merecía, miedo a que lo que a él lo estaba afectando me tocara a mí; y simplemente fue ese miedo el que consumió todo.

Pero yo tenía claro que lo amaba y que quería luchar por esa relación por lo que tanto tiempo habíamos luchado.

Para mí, Ian era el hombre perfecto —me derretía por él—, describiéndolo un poco era moreno, de barba, amoroso, temeroso de Dios, honesto, sincero, comprensivo, respetuoso, alguien que me hacía reír, alguien en el que encontré el amor, pero al mismo tiempo la amistad, y así tal cual lo describo así mismo se lo había pedido a Dios, ambos conectamos desde el primer momento en el que nos conocimos en un campamento —nadie se imaginó que eso podía ser posible— , después de un tiempo supimos que Dios había preparado el momento y el lugar para coincidir.

¿Pero, y quién era Ian? Ian era un chico de veinticinco años, músico, guapo, apasionado por la arquitec-

tura, respetuoso, honesto, dedicado, y desde que lo vi supe que sería el amor de mi vida.

Cuando yo lo empecé a conocer siendo amigos —claro está—, él recién había salido de una relación la cual había sido un poco tormentosa y el golpe que a él le generaba tras esa ruptura amorosa era bastante fuerte, puesto que, con el pasar de los días él se iba enterando de muchas cosas las cuales le dolían, venía a casa a desahogar todo lo que sentía.

Para mí, ayudarlo y escucharlo, lo era todo, trataba de darle consejos, hacerlo reír, salir, jugar, para que poco a poco fuera soltando, y efectivamente funcionó.

Nuestro amor fue muy curioso, un amor que nació de la amistad que día a día fuimos construyendo —Ian siendo Ian y Bianca siendo Bianca—, amábamos eso el uno del otro, que éramos honestos, sinceros, no nos daba pena nada y poco a poco fue creciendo el amor entre nosotros.

Con el tiempo las cosas fueron cambiando y es ahí donde comienza lo de querernos ir lejos, pensábamos que había sido alguien del pasado quien estaba impidiendo que él fuese feliz conmigo, pero lo cierto era que la persona estaba cerca de él y no supimos darnos cuenta. Él cada día se alejaba más de mí, ya no hablábamos como antes, ya no me buscaba, ahora solo pasaba más tiempo con la chica X, era algo que me llenaba de celos, celos difíciles de explicar, sin embargo, los papás de él le decían «mucho ojo, cuidado»; a lo que el respondía «no pasa nada, es una amiga».

Con el trascurrir de los meses, estaba sin trabajo, no sabía cómo iba a devolver el dinero que había prestado para irme, no sabía qué hacer, me sentía presa, hasta que un día alguien conocido me habló de un programa de intercambio cultural para estudiar y trabajar en el extranjero, ese día sentí que le había encontrado sentido a mi vida, y pensé que era mi oportunidad para reforzar el inglés y poder ayudar económicamente a mis padres y también para irme y olvidarme de todo; empecé a consultarlo con Dios en mis noches de oración. Al día siguiente pasé una carta a la agencia y a los dos días me respondieron que —sí podía aplicar—, el problema ahora era conseguir el dinero que necesitaba para invertir en todo el proceso en el que me iba a guiar una asesora de dicha agencia. Hablé con mi madre y le comenté la idea, el sueño que desde niña había tenido y era hablar inglés de manera fluida, mamá me apoyó y dijo: «Vamos a hacerlo». Hablé con un familiar y este ayudó con todo el proceso del dinero, y uno de los requisitos de la agencia era tener pasaporte, licencia de conducir y papeles de vacunas —todo lo tenía—, lo único que me faltaba era el curso de circulación; entonces lo inicié preparándome en las clases de teoría y luego con las clases prácticas, todo fue un proceso bastante demorado —pero fue necesario que el proceso fuese así, porque a medida que pasaba el tiempo ocurrieron muchas cosas que involucraban a Ian—, pero a mitad del mes de diciembre del año 2022 logré obtener mi licencia.

Finalizando el mes de noviembre me contacta alguien con quien había trabajado antes para que cuidara a su niño, sin embargo, le comenté que había empezado un proceso con una agencia para ir a trabajar y estudiar a los Estados Unidos —ella no tuvo ningún problema con el proceso—, y me puse a trabajar con ella.

Mi peor pesadilla

Siempre me mantuve en contacto con mi expareja, hablamos un día sí, un día no, y así no las pasábamos. Un fin de semana cualquiera recibí una llamada de parte de él —hacía rato que no hablábamos desde que yo me fui a trabajar a la ciudad—, y me llamó para contarme algo que había sucedido; por el tono en el que me habló me preocupé, pensé que había sucedido algo malo en su casa o con su familia, cuando él me dijo: «Tengo que contarte algo que pasó y quiero que lo sepas por mí», las únicas palabras que salieron de mí fueron: «¿Qué pasó?, ¿qué hiciste?», con una voz temblorosa y entrecortada por sus lágrimas Ian me dijo: «Cometí un error y ahora Olivia —la chica X— está embarazada». «¿Quéééé?, ¿cómooo?». ¡OMG! Yo no supe qué responder, estaba en *shock*, por mi mejilla solo corrían lágrimas de dolor porque sabía que iba a suceder si él no se daba cuenta de lo que ella quería y así ocurrió, resultó siendo cierto todo lo que yo le decía.

Por mi mente estaban pasando cosas extrañas, no sabía qué hacer, qué decir, qué expresarle a él, lo único que le dije a Ian fue: «¿Estás seguro de que es tuyo?, ¿estás seguro de que no te están dando gato por liebre?, ¡podemos hacer una prueba cuando nazca el bebé». ¡OMG! Yo sentía que iba a enloquecer con tantas cosas que por mi cabeza pasaban, porque aún no asimilaba ese golpe tan duro que había destrozado mi corazón. Y es que era muy pronto para yo aceptar algo que me había caído como un balde de agua fría; el hombre al que amaba iba a tener una familia con alguien que no quería.

Pero sabes, el enemigo busca el peor momento o la peor situación por la que tú estés atravesando para aprovecharse de eso, y es que el enemigo no se viste feo, siempre se viste o se hace pasar por alguien bonito y agradable para ti, aprovechando tus momentos de dolor, tristeza, angustia, soledad para que seas presa fácil para él.

El hombre al cual amaba no sabía cómo ayudarlo, y él no supo ver tampoco lo que venía para su vida. Retomar mis labores cada día me afectaba, empecé a mezclar mi situación sentimental con mi trabajo y poco a poco estaba influyendo desfavorablemente, por lo que el cuidar a un niño es tener las emociones a mil y yo no las tenía —estaban bajo cero—, mis ojos estaban hinchados de tanto llorar —ahora sí era verdad que definitivamente lo había perdido, diariamente estos eran mis pensamientos—, para mí era muy difícil asimilar toda esa información y fue desde ese momento cuando me empecé a culpar de todo, por no haber sido más intensa, más cansona.

Estaba pasando por el momento más duro de toda mi vida, pero lo más duro de todo era que no tenía a mi familia cerca, no sabía en qué hombro apoyarme, sin embargo, lo que hacía por las noches era doblar mis rodillas y descargar lo que más podía —pidiéndole a Dios que me ayudara a superar ese dolor y esa prueba tan dura por la que me estaba pasando—.

El fin de semana siguiente tenía descanso y yo aún no había decidido si me quedaba con una tía o me venía al pueblo a visitar a mi familia —ya me hacían falta—, pero yo sabía que debía enfrentar la situación de la mejor manera y como dice un dicho: —había que tomar el toro por los cuernos— y así lo hice, tomé la decisión y fui a visitar a mi familia.

Entrando por el pueblo, quería dar marcha atrás, me estaba arrepintiendo de haber decidido que sí.

En ese mismo mes, empecé hacer las entrevistas con la agencia —fueron cuatro intentos— y de esos ninguno resultó. Pensaba que era porque no tenía tiempo, ya que el trabajar con niños te absorbe gran parte del tiempo; fue entonces cuando decidí renunciar al trabajo y dedicarme por completo a prepararme para la próxima entrevista.

Volví al pueblo a empezar de cero y a afrontar la situación con valentía, —llegar a ese lugar fue un golpe duro, puesto que, todo mi noviazgo lo viví ahí—. Pero ahora tocaba seguir avanzando y seguir confiando en la voluntad de Dios y en lo que Él me quería probar estando una vez ahí. No resultaría nada fácil, pero por lo menos debía intentarlo. Había mantenido por cierto tiempo los ataques de ansiedad en nivel medio y lo había controlado hasta cierto punto con la ayuda de Dios.

Un proceso difícil

Pero aún no podía hablar del tema, cuando alguien me preguntaba por mi relación o por qué no me había ido o del porqué había tomado las decisiones tan a la ligera. Y es que cuando uno se enamora por completo de una persona, tú lo das todo día a día, sin importar el mañana, y no es porque mi relación haya acabado porque alguno de los dos falló, no —siempre nos respetamos el uno al otro—, la relación acabó cuando uno se alejó del otro —este no debió hacerlo—, y pienso que cuando el amor es tan fuerte entre dos personas que se aman podrán contra todo y contra todos. —Pero ese no es el punto—.

El punto era que mi etapa de ansiedad empezó nuevamente cuando veía que nada me salía, cuando las puertas que tocaba no abrían, cuando me aferraba a la espera de las personas que consideraba —«cercana»— y al final no contaba con ellas de la forma como imaginaba, y es que son en esas situaciones donde te das cuenta quienes realmente están contigo y quienes están en contra de ti, de no quererte ver bien, de no ayudarte porque no les nace y mientras tanto se jactan de decir que son tus «amig@s». Amigas que ni siquiera conocen de tu situación, de tu problema, o de lo que estás pasando, y aun así dicen: «Aquí estoy para cuando necesites hablar con alguien». Eso para mí es ser hipócrita.

He descubierto que en medio del dolor, ahí está Dios, en medio de la lucha y de la adversidad Él está, porque cuando oras, abres puertas a tu favor, y es ahí donde el enemigo te tiene miedo, porque no podrá tocarte, y no habrá nadie que te pueda hacer frente, porque cuando oras, el cielo activa ángeles a tu favor que acampan alrededor de ti para pelear con espada desenvainada contra todo y contra todos los que te quieran derrumbar.

Lo curioso es que una cosa es decirlo, pensarlo y otra, aplicarlo, pero yo no lo aplicaba y era entonces cuando a mi mente llegaban ciertos episodios o recuerdos los cuales me invadían de inquietud, de estrés, el estar tensa todo el tiempo, el sentirme cansada, en cambiar de comportamiento de un momento a otro, el evitar salir, compartir con amigos, el querer estar completamente sola, y el no poder mantener mi mente ocupada me frustraba y empezaba a recordar muchas cosas y cuestionarme a mí misma por todo lo que había sucedido. Hasta el amor propio suele llegar hasta cierto punto donde ya nada te importa y todo te da igual.

Y es que el amor propio debe ser lo primero que debes tener claro para no dejar que nadie pase por encima de ti, ni que te hagan sentir que vales menos. Tú eres prioridad, el cuidarte y amarte a ti misma es priorizar tu vida, además le enseñas a tu mente y cuerpo que eres capaz de lograr muchas cosas sin importar lo que haya sucedido, siempre se podrá salir de cualquier situación, pero el problema era que lo poquito que tenía se me estaba agotando, dejé de priorizarme, dejé de entrenar, dejé de comer bien, dejé muchas cosas y era la etapa de ansiedad la que me estaba agotando todos los recursos que yo tenía en mi mente para ser fuerte, no lograba levantarme, no conciliaba el sueño por las noches, mis noches eran largas, sentía que eran eternas, que hasta dejé en aquel entonces de orarle a Dios.

Pero en ese momento comprendí que en el peor desierto es cuando más debemos acercarnos a Él, es donde más lo vamos a encontrar, porque es Él, el único que puede saciar nuestra vida, nuestra mente para seguir siendo fuertes y valientes.

Mira que te mando que te esfuerces y seas valiente; no temas ni desmayes, porque Jehová tu Dios estará contigo dondequiera que vayas.

Josué 1:9

Y es que a veces es difícil cuando creemos que todo está bien, que nada puede estropearse y que las situaciones difíciles nunca van a llegar a nuestra vida, pero todo esto sucede cuando crees tener tú el control absoluto de tu vida, cuando no le dejamos el timón a Dios. Él es el único que nos puede ayudar a salir de cualquier situación difícil porque por muy complicado que sea, Él siempre tendrá una solución si decidimos dejarle las riendas de nuestra vida.

Encomienda a Jehová tu camino, y espera en él; y él hará.

Salmos 37:5

Pero a veces no se ve de esa manera, el querer ayudar a Dios en una tarea que solo le corresponde a Él hacer, ayudamos más a Dios orando, clamando y exaltando su nombre, que queriendo pelear por algo que si Él lo quitó era porque algo mejor te tiene preparado.

Y sabemos que a los que aman a Dios, todas las cosas les ayudan a bien, esto es, a los que conforme a su propósito son llamados.

Romanos 8:28

Y eso yo no lo entendía, no entendía qué quería mostrarme Dios, no entendía por qué me había separado de alguien, no entendía por qué no me abría las puertas de un empleo, no entendía absolutamente nada, sin embargo, si quería empezar de nuevo debía dejar las quejas, los reclamos, dejar de pelear, de cuestionarlo, dejé de decirle por qué no me ayudaste, por qué me lo quitaste, por qué permitiste esto, por qué haces a otros feliz y a mí me haces pasar por esta prueba tan dura.

Pero la vida da tantas vueltas que hasta el día de hoy Ian sigue buscándome no físicamente, pero sí estamos conectados a través de nuestros pensamientos, de patrones que nosotros logramos hacer mientras estuvimos juntos y así saber que iba uno dedicado al otro. Es muy difícil pretender que un hombre te quiera solamente porque está contigo, error, el amor no se obliga, el amor nace, se crea, se construye día a día y quizás es algo que Olivia, la chica X, nunca entendió, el obligar a alguien a que ame porque sí está complicado, a menos de que le borres la memoria, pero mientras exista un amor tan puro y real como el que Ian y yo tuvimos, será difícil de reemplazar.

Aquel día cuando cumplimos meses yo le di un anillo de promesa, el cual simbolizaba nuestro amor. Juramos querernos siempre y si algo pasaba no quitarnos ese anillo por nada del mundo, así estaríamos conectados siempre.

Muchas veces me cuestionaba, diciéndome qué más pude haber hecho para luchar por la relación, pero lo cierto es que me ganó el orgullo de mujer y de darme el valor y aceptar que ya no había nada que hacer y que ahora solamente debía esperar a que esa persona dispusiera su corazón para venir por mí, pero no fue así, esperó que pasara el tiempo, los meses, los años, los días y no dejó nada atrás, tampoco tuvo la malicia para darse cuenta de la persona que tenía enfrente, una mujer que no lo quería y que solamente lo deseaba amarrar, para quedarse con él y así ella se aseguraba de que no me buscara más.

Y con esto aprendí que hay mujeres que odian o envidian a otras solamente por cómo es tu personalidad, cómo eres tú como mujer, como novia, esposa, amiga, y ellas desean ser como tú, por eso siempre he dicho la frase. «da lo mejor de ti, marca la diferencia entre miles de mujeres y eso es lo que nunca podrán olvidar; porque mujeres hay muchas, pero como tú, ninguna».

Después de aquella decisión, el cuadro repetitivo por el que pasaba era cada vez peor, la ansiedad empezó nuevamente a apoderarse de mí, de mi mente, de mis pensamientos, no quería salir, no quería ir a la iglesia, no quería hablar con nadie, no salía de mi habitación ni un segundo, excepto para ducharme ni comer porque hasta el apetito lo había perdido.

Tenía demasiadas preguntas en mi cabeza, no sabía por dónde empezar, todo era como un callejón sin salida, donde empezaba era donde terminaba. Fueron unos meses difíciles, meses en los que no quería hablar aún del tema, la persona que amaba no podía hablarme, no podíamos hablar como antes, puesto que su realidad era otra ¡y *wowww*! El mundo se me venía encima cada vez que recordaba que la chica X vivía y dormía con él, y —ashhhh—, era como un grito herido que no lograba salir de mí.

Aquella noche, mientras oraba, de mis ojos solo salían lágrimas, lágrimas que se convertían en un deleite para Dios, porque cuando sobran las palabras, el silencio dice mucho y Dios empieza a obrar en ti, porque le estás entregando tus cargas a Él, todo lo que sientes y lo que te mantiene cohibida tú se lo entregas.

Venid a mí todos los que estáis trabajados y cargados, y yo os haré descansar.

Mateo 11:28

Es la hora y aún le pregunto a Dios, pero ¿qué proceso tan difícil por el que me estás llevando?, ¿qué me quieres enseñar?, ¿hacia dónde me quieres llevar?, ¿en qué me estás convirtiendo?, y ¿para qué me estás preparando?, y cuando yo le preguntaba a Dios no lo entendía, no le encontraba sentido a nada, todo me parecía algo sin sentido. Pero a veces tampoco sabes qué decirle a Dios, porque llega el momento donde la duda vuelve a invadir tu mente y empiezas a cuestionarte y lo cuestionas a Él diciéndole: «Pero si yo te busco, si yo te sirvo, si yo te alabo… ¿Qué falta?», porque hay otras personas que ni siquiera te dan gracias por lo que tienen y ¿por qué a ellos si le das y a mí no?

La soledad

El no poder hablar con nadie también sentía que me afectaba, con mi madre ni con mi hermana quería hablar, puesto que ellas habían sido en parte responsables de que no me hubiera ido, pero al final en ellas fue donde encontré apoyo para superar todo lo que estaba viviendo.

¿Quién era mi hermana? Era una chica de veinticinco años que siempre le ha gustado tener el control total y absoluto, es muy autoritaria y simplemente a ella nunca le pareció la idea de que yo me fuera a ir sola —al comienzo—, y sí, al principio estaría sola en un país y una ciudad distinta a la mía, pero

todo iba ser un proceso mientras yo me acomodaba y mi expareja podía viajar; sin embargo, a ella nunca le gustó la idea, así que a un día de irme empezó a decirle a mi madre que cómo era posible que yo me fuera a ir sola a un lugar que no conocía, que yo —Bianca— era su hija y que si me pasaba algo la más afectada iba a ser ella. Del tumulto que ella tenía en mi habitación llegaron varios familiares y todos coincidieron en lo mismo —**no te vayas, tú estás loca, qué vas a buscar allá tú sola, aquí tienes oportunidades**— en fin; mi madre con lágrimas en los ojos me dijo que no me fuera, que me quedara, que yo era su hija y que me amaba, pero, así como ella me amaba, yo también la quería y solamente quería ofrecerle algo mejor, pero al final no lo logré.

Mamá ha sido una persona que me ha retenido mucho, y siempre le he dicho que yo soy su —*cabra loca*—, ¿por qué? Porque me gusta soñar, me gusta imaginarme en otros lugares conociendo, aprendiendo de otras culturas e idiomas, pero nunca he podido hacerlo. Di muchas vueltas con agencias para ir a estudiar inglés —recuerdo que eso fue en la pandemia, que una agencia de Canadá se comunicó conmigo, ofreciéndome una beca—, pero ella no me dejó ir, y así han sido varias las ocasiones en las que me he sentido como —**frustrada**— porque no he podido aún lograr mis metas. Pero, aun así, amo a mi madre, es mi mamá, y sé que a veces cuesta desprenderse de los hijos, pero, tarde o temprano, nos iremos de casa.

La diferencia entre mi hermana y yo es que ella ha tenido más posibilidades de salir fuera del lugar donde vivimos y ahí mis padres no han podido hacer nada, puesto que ella arregla todo y después dice me voy —pero a veces no me parece justo eso, ella sí y yo no—, total, ya es una mujer de veinticinco años y puede hacer lo que quiera, así le digan sí o no.

Solía tener una amiga a la cual quería mucho, la quiero, pero las cosas han cambiado bastante entre ella y yo —aún seguimos hablando, quizás las cosas no son como antes, pero intentamos siempre comunicarnos y buscar la forma de que esa amistad no se pierda, porque más que mi amiga de toda la vida, es como una hermana más para mí—, igual Dios colocó a cuatro personas maravillosas en mi vida las cuales se han convertido en mis mejores amigas; siento como si Dios me las hubiera enviado, porque aún en mi peor momento las fui descubriendo una a una, y me sorprendía porque ellas han tenido o vivido una situación similar a la mía, no con ansiedad, sino etapas de distintos procesos en sus vidas; e inmediatamente supe que ellas habían sido enviadas por Dios para ayudarnos una a la otra a salir de cualquier posición o postura donde el enemigo quisiera colocar, porque sabemos que dos son más fuertes que una.

Comprendí que he sido yo quien me alejé del mundo, le di prioridad a una situación que ya estaba perdida, solo que no quería verlo de esa manera, quería seguir luchando por recuperarlo y que todo fuera como antes.

Luego de un tiempo sucedieron muchos cambios en mi vida, empecé a recibir mensajes de Dios mientras leía la Biblia —no era algo constante, pero lo hacía—, en la predica y en *reels* que salieran en Instagram a través de pastores que predicaban acerca de la situación por la cual estaba atravesando, y es que siempre vamos a encontrar en algún *post*, en algún mensaje de un amigo, en algún vídeo, encontraremos algo que nos dé en lo más profundo de nuestro ser.

Y es muy chistoso porque cuando uno está mal, llegan situaciones difíciles una tras otra y uno dice «bueno, y ahora qué», se salieron de control las pruebas de Dios hacia uno, pues eso es lo que yo decía para no sentirme tan presionada y apaciguar la carga o lo que se venía. Y es que cuando más solo te sientes, es cuando más necesitas a alguien a tu lado con el cual puedas desahogar todo lo que sientes y lo frustrado que estás.

Y recuerdo que la crisis de ansiedad volvía cada vez más fuerte, porque por mucho que yo no quisiera pensar en ello los episodios regresaban y eran más constantes, caía nuevamente en el desánimo, en no querer hablar con nadie, en no salir de mi habitación, solamente lo único que a mi mente llegaba eran los recuerdos de algo que no podía ser y era mi relación —volver con Ian—, quería que todo fuera como antes, y otra vez me empezaba a cuestionar de lo que pudo haber sido y nunca fue.

Dejé de entrenar, de servir en el Ministerio como maestra, dejé de tocar el saxofón, de arreglarme, en pocas palabras, dejé de ser yo, empecé a colocarle a mi vida muchas trabas, dejé que esta vez la ansiedad tomara el control absoluto de mi vida. Pasaba todos mis días aburrida, las personas no sabían si hablarme o no, porque mis gestos lo decían todo, mis palabras y mi forma de actuar se sentía como si me tuviera rabia a mí misma, ni yo me soportaba, a veces me preguntaban «qué tienes» y yo les decía «nada»; y es que cuando llega este momento tú no sabes ni qué decir, ni cómo actuar o de cómo expresarle a la otra persona cómo te sientes, y el vacío de no saber qué hacer.

Hasta que un día me levanté y me dije a mí misma mirándome al espejo: «Vales mucho, eres una mujer esforzada y valiente, Dios no te ha dado espíritu de cobardía, sino de poder, de amor y de dominio propio, aún en las luchas y en las pruebas por las que has estado pasando te has mantenido en Dios y no has dicho ni pensado en volver atrás, en regresar al pasado, necesitas levantarte, sacudirte, y empezar de cero, empezar haciendo lo que sabes que debes hacer y sacando fuera todo lo que no es tuyo y todo lo que el enemigo ha colocado en tu mente, el lugar en donde te encuentras hoy es de valientes, porque nadie dijo que sería fácil seguir a Cristo».

Pero una cosa es decirlo viéndote a ti misma en el espejo y otra es esperar el día de mañana a ver si aún tienes las mismas palabras para seguir animándote, porque cuando queremos ser constantes con la motivación debemos hacerlo desde el corazón, para sacar lo mejor que hay en ti y no dejar que el enemigo se apodere de tu mente y traiga a ti pensamientos que no vienen de parte de Dios.

Pero ese día supe de lo que era capaz de lograr, si me enfocaba en mí y en el lugar donde Dios me había llamado, entonces empecé por lo primero y lo primero era volver a orar como lo hacía antes, entregándole todo lo que me agobiaba y todo lo que yo no podía resolver a Dios, no fue fácil, pero tampoco imposible, y sí, da un poco de miedo al comienzo, porque quizás no sabes si va a funcionar o si nuevamente van a llegar esas crisis de ansiedad, de querer volver hacer todo y de querer salir a buscar todo lo que había perdido y esto incluía mi relación. Pero no podía darme por vencida, debía intentarlo, debía hacer un esfuerzo por mí, por salir de ese cuadro en el que me mantenía presa.

Pero Dios se las ingenia para sacar lo mejor que hay en ti, e incluso por tantos procesos o tantas cosas que invadían mi mente, decidió poner un reto muy grande en mi vida y de algo que yo jamás pensé que iba hacer y Dios lo estaba empezando, tenía miedo, sí, como todo cuando uno empieza, y las preguntas que me hacía era *¿lo lograré?, ¿cumpliré ese reto que papá me ha colocado?, ¿podré ayudar a otros jóvenes?*, pero ahí mismo me preguntaba cómo es posible que sintiendo todo lo que sentía en mis crisis de ansiedad… *¿Cómo Dios trabajaba en mí para tener a cargo a un grupo de jóvenes y predicarles acerca de la palabra?* —aun sabiendo que yo quería tirar la toalla, no lo entiendo—, pero solo Él sabe por qué lo hace. Y sí, así lo hizo, tomé el reto y empecé invitando a los jóvenes de mi barrio para hablarles de Dios; al comienzo no fue nada fácil, solo llegaban uno que otro, y mi oración sentía que menguaba, que no funcionaba, pero llegó un día donde me llegaron muchos jóvenes y no lo esperaba, pero era Dios quien me estaba probando en la confianza de creer que si Él lo prometió, Él lo va hacer, porque Él no es hijo de hombre para mentir, ni hijo de hombre para arrepentirse, y Él nunca nos deja en vergüenza.

Creo que esta era la pila o la motivación que yo debía tener para empezar a retomar mi vida, para darme cuenta de que necesitaba seguir adelante sin importar lo que haya sucedido, ya eso quedaba en el pasado, solo me faltaba confiar más en mí y en lo que Dios había depositado en mi carácter.

La vida está llena de procesos, de altas y bajas, de pruebas, de obstáculos, pero somos nosotros quienes decidimos cómo hacerlo y cómo llevar esas luchas a que no se conviertan en algo prioritario en nuestra vida, Dios sabe cómo hace sus cosas y ponernos a cuestionarle a Él de lo que hace y cómo lo hace no nos servirá de nada, solamente debemos esperar a que acabe lo que Él ha empezado a trabajar en cada uno de nosotros, es difícil, sí, que cuesta, también, pero nadie dijo que sería fácil, porque si fuera fácil todo el mundo lo haría y nadie se quejaría, pero la diferencia es que cuando dejamos de pelear por lo que queremos, Dios va a empezar a entregarte todo lo que desde antes había destinado para ti.

El camino que hasta ahora he recorrido se lo debo a Dios, porque sin Él no hubiese sido capaz de salir de esa oscuridad donde por mucho tiempo estuve metida —la cueva le llamo yo—, y aún lo sigue siendo, pero ahora la utilizo para meditar, para hablarme a mí misma, para hacer muchas cosas que antes no hacía como dibujar, pintar, descubrí de todo lo que soy capaz y de las cosas que se puede ingeniar Dios para sacarte de ese episodio donde por mucho tiempo estuve cohibida, le di vida a mi página de Instagram llamada *Mi luz es Jesús*, y por medio de esta transmito mensajes, frases, *reels*, historias llenas de amor, entregándote a ti un poquito de lo que Dios me ha dado con tanto amor, porque Él me ha sacado de los lugares más oscuros y me ha dado su luz, porque Él me hace caminar por lugares donde nunca caminé.

Yo soy la luz del mundo; el que me sigue, no andará en tinieblas, sino que tendrá la luz de la vida.

Juan 8:12

A veces llegan momentos o situaciones a nuestra vida que pensamos que no llegarán, porque es en ese instante cuando eres feliz y no lo sabes, y empiezas a quejarte por todo, miras todo mal y deseas querer un poquito más de lo que tienes, pero cuando pasa lo contrario anhelamos tener eso que teníamos y haberlo disfrutado por más tiempo.

Son esas situaciones que se salen de control, y tú quieres ser ese cambio a ese problema, y era justo lo que me pasaba, quería ser la solución de ese problema, quería solucionarlo todo, pero al querer ser esa solución me estaba olvidando de alguien importante y ese era Dios, porque desde que decidimos entregarle la vida a Dios, nuestro tiempo, momento, situación, adversidad, es decir, el timón completo de nuestra vida, ya no lo tenemos nosotros, ahora es Él quien lo tiene y es Él a quien debemos preguntarle, consultarle, y es cuando nos cuestionamos y decimos, seré capaz con todo lo que me está pasando, será que voy a salir de este problema, será que Dios se va acordar de mí en estos momentos difíciles, será, será, y caemos en el mismo cuadro repetitivo.

En medio del dolor y con lágrimas en los ojos te empiezas a cuestionar y a preguntarte qué hiciste mal de por qué la vida o el proceso te duele tanto, te marca el corazón y se te hace un nudo en la garganta porque no quieres que nadie te escuche, porque no quieres dar lástima, porque solamente quieres ser tú y el problema por el que estás atravesando, las lágrimas que recorren mi mejillas a veces no sé de qué son, no sé si son de tristeza, de dolor, de angustia o es la ansiedad de saber que hay algo que aún no has podido resolver y que sigues ahí preguntándote y cuestionando qué mal hiciste.

A veces me pregunto qué hubiera sido diferente si no hubiese tomado tantas malas decisiones, aunque bien dicen que equivocándose es cuando uno más aprende, pero no debería ser así, y es que no somos juguetes que traen instrucciones para armarlo y para saber cómo utilizarlo.

Una prueba más

Cuando la hija de Ian nació me sentía morir de dolor, de tristeza, y mientras escuchaba alabanzas, era como si me estuvieran exprimiendo el corazón, sentía como cuando le echan alcohol a una herida, el mundo se desvanecía para mí. Pero entiendo que ha sido un proceso de Dios hacia mí y que sé que es algo que también pasará, pero mientras tanto se siente un dolor inexplicable, los pensamientos eran repetitivos y cuadros mentales donde lo imaginaba a él con su hija y la chica X —una familia—; sé que ya no había más nada que hacer, solo quedaba el vacío y bajar los brazos ante esta pelea que perdí, porque ella ganó, ganó lo que más amaba, pero había que subir los brazos para que Dios continuara haciendo lo que prometió, aún me quedaba la satisfacción de que Dios estaba conmigo y de que hasta que Él no dice se acabó, no se acaba.

Siempre me he hecho esta pregunta: *¿Por qué Dios nos hace pasar por el proceso?*, y entendí que el proceso es necesario para formar nuestro carácter, para hacernos más fuertes de lo que ya somos, somos esas vasijas de barro que él quiere moldear, pero está en nuestras manos si le damos clic y dejamos que Dios nos desbloquee. Si Dios te pasa por el proceso es porque calificas para Él, porque él te quiere entregar lo mejor y no nos quiere dar migajas, el mundo no nos ofrece absolutamente nada, solo nos da problemas, inestabilidad emocional, situaciones difíciles, pero ahí las vamos a enfrentar solos, pero con Dios la enfrentamos con él, bajo su dirección y confiando, creyendo y esperando en su agradable y perfecta voluntad.

No os conforméis a este siglo, sino transformaos por medio de la renovación de vuestro entendimiento, para que comprobéis cuál sea la buena voluntad de Dios, agradable y perfecta.

Romanos 12:2

Prueba superada

Ahora que me encuentro en un receso —sin trabajo—, he hecho muchas cosas, pero a veces la ansiedad trata de apoderarse de mí, invadiéndome de muchos pensamientos, llenando mi mente de cosas negativas, llevándome a pensar que Dios no me va a ayudar a salir de la situación donde estoy, y es que mientras dudemos de lo que Dios puede hacer en nuestra vida, no va a llegar lo que Él nos tiene preparado. Somos seres de carne y hueso y, por lo tanto, sentimos. Pasé por un momento de mi vida donde me preguntaba a mí misma: *¿Por qué Dios nos puso un corazón, si lo iban a lastimar?* Pero luego recordé que él nos puso un corazón para amarlo a Él y en su palabra me enseña que, de toda cosa guardada, guarda tu corazón; porque de él mana la vida.

Te preguntarás *¿Cómo me siento ahora? ¿Qué pasará si él me vuelve a buscar? ¿Aceptarías a su bebé?...*

Y siendo sincera, ha sido un proceso de altas y bajas, con retos superados y metas concedidas, con un no me rendí, aunque pude hacerlo; el 1 % que me quedaba trataba de que se convirtiera en un 100 %, que sí, que llegué a quedarme sin nada, a perderlo todo, pero lo único que me mantuvo de pie fueron esas ganas con las que luché hasta el final, con las que pude enfrentar todo y aún más los que me querían ver destruida y mendigando; porque lo intenté una y otra vez, pero no me quedé con las ganas de decir qué hubiese pasado si lo intentaba, y quizás me perdí de mucho, pero sigo trabajando en mí y en dar lo mejor de mí, y sigo esperando en la voluntad de Dios para mi vida, porque fue Dios quien me ayudó en todo mi proceso, que somos jóvenes y queremos que Dios nos responda enseguida para poder aprovechar de todo lo que desde pequeños soñamos, con un coche de lujo, con una casa, con un lugar de descanso, con una casa para mamá; y lo cierto es que después de todo un proceso de luchas y batallas constantes puedo decir que logré vencer la ansiedad, porque muy bien me pude haber quedado en esa habitación oscura, viendo palabras donde no las había, dejando que el tiempo pasara y se llevara lo mejor de mi vida, pero lo que hice fue luchar por salir de ese lugar donde el enemigo me tenía cautiva, donde no quería que yo saliera, y así como él me tenía muchas personas que anhelaron mi caída, hoy esta mujer que escribe estas líneas puede decir que lo logró.

Aún no sé qué pasará con Ian, ni con su hija, y no sé cuál será mi respuesta si él decide buscarme y luchar por nuestro amor; sigo pidiéndole dirección y fuerzas a Dios para hacer lo que Él quiere que yo haga, y si Ian es el hombre que Dios tiene preparado para mí, Él mismo acomodará todo. *¿Que si lo amo?* Claro que sí, es un amor que sigue intacto desde el primer día, que si lo veo me pongo nerviosa, me pongo fría y comienzo a temblar. Pero solo Dios sabe qué pasará más adelante y aún lo espero —y dirás— *¡Qué boba, después de lo que pasó!* Y si alguien me enseñó que hay que perdonar y amar a pesar de las dificultades, y el amor puede con todo y ese es el amor que yo quiero, el que venza cualquier obstáculo que se le presente, porque dos son más fuertes que uno.

Y a su bebé *¿la aceptarías?* mi respuesta ahora es —no lo sé—, amo a los niños, son mi vida, puesto que mi profesión me enseñó a amarlos, pero es un proceso que lleva tiempo y cuando mi corazón esté dispuesto a recibir a su bebé, la recibiré con todo el amor que se merece porque es un bebé y no tiene la culpa de nada. Pero Dios se encargará de poner todo en su sitio.

Hasta el día de hoy permanezco con los recuerdos, con lo bonito que fue mi relación con Ian, me quedo con el hombre maravilloso, dulce, honesto, cariñoso y respetuoso que fue conmigo. Ambos pudimos sacar lo mejor de cada uno, y eso para mí es más que suficiente. La gente muchas veces —chisme— han querido que mi concepto hacia él cambie, pero la verdad es que no podrán lograrlo, porque nadie conoce a Ian mejor que yo, ese niño que lleva por dentro lo hace ser lo más especial para mí, y por mucho que la gente quiera hablar mal de él no podrán lograr que yo sienta algo diferente. Ian es, fue y seguirá siendo la persona correcta en el momento equivocado. Y es por eso por lo que lo amo, porque fue lo que más esperé, se convirtió en mi hombre soñado, porque con él descubrí lo que es el *Verdadero Amor.*

Por ahora, sigo trabajando en mí, en seguir descubriendo cada talento que hay en mí, cada talento que Dios me ha dado, aprovechando al máximo las nuevas oportunidades, los nuevos comienzos, los retos que cada día pasan por mí, pero no hay nada mejor que enfrentar esos retos con Dios, algo que me enseñó este proceso es que es necesario pasar por la prueba para que Dios forme nuestro carácter y entendí que el NO de Él se celebra como si fuese un SÍ, porque el «Sí» me bendice, el «No» me protege y la «Espera» me prepara; y eso es lo que Dios ha hecho todo este tiempo, prepararme para lo que ya Él escribió de mí.

Carta

Por eso te quiero regalar estos últimos párrafos que un día me escribí a mí misma y hoy te lo regalo a ti.

La vida suele ser dura, pero somos nosotros quienes tomamos la decisión de cómo ver cada prueba y cada obstáculo que se nos presenta en el camino. Con estas líneas quiero expresarte, mujer, que eres maravillosa, excepcional, imparable, invencible y, sobre todo, eres poderosa; porque como seres humanos sentimos todo, Dios nos dio un corazón grande para amar, pero sobre todas las cosas amarlo a Él, a veces duele ver que lo que le pedimos a Dios no se cumpla en nuestro tiempo, pero es ahí donde Dios empieza a probar nuestra fe por Él, pero más que eso nos prueba en la espera y en saber confiar en que su voluntad es buena, agradable y perfecta.

Dios no nos dio espíritu de cobardía sino de poder de amor y de dominio propio y cada vez que nos enfrentamos a situaciones difíciles —procesos que no esperamos— lo único que debemos hacer es entregarle a Él todas esas cargas. Y es que, si Dios nos mandara a pensar para solucionar, todos seríamos felices, pero lo cierto es que lo fácil se va, en cambio, las cosas que cuestan y son difíciles, perduran para siempre.

Por eso hago un brindis por mí y por ti, mujer, que has estado pasando por momentos difíciles, porque no te has rendido, porque has llegado hasta el final, y aun cuando te faltan las fuerzas es cuando más ganas tienes de luchar, brindo por cada uno de los golpes y tropiezos que tuviste que enfrentar en el camino, y aun así, sigues de pie, brindo por cada lágrima que derramaste, pero con esa sonrisa que despertabas para demostrar que el sol vuelve a salir, aun en las tormentas.

RECUERDA: *la mejor curva de una mujer es su sonrisa.*

CONTINUARÁ...